Il segreto per capelli più belli

Capelli più sani e voluminosi

con questi alimenti

di Cristina Sarto

ISBN: 978-0-244-78665-6

SOMMARIO

CAPITOLO 1
INTRODUZIONE

I capelli sono qualcosa di molto personale e vengono generalmente apprezzati e curati da tutti. Non solo noi donne ci prendiamo sempre più cura dei nostri capelli, ma anche gli uomini hanno iniziato a prestar loro più attenzioni per migliorare l'aspetto estetico. Purtroppo il segreto per ottenere dei bei capelli rimane sconosciuto a molti. Fortunatamente è molto semplice rinforzarli e donare una nuova lucentezza con un paio di prodotti di uso domestico e un'alimentazione corretta.

In questo libro vi spiegheremo dettagliatamente come è possibile avere capelli più belli Perché dei capelli belli non sembrano solo attraenti, ma hanno anche un effetto positivo sulla persona nel suo complesso. Il nostro manuale vi mostra quali sono i segreti nascosti, l'alimentazione corretta e gli alimenti più adatti da consumare. Nel fare ciò, esamineremo estensivamente la struttura del capello e la sua sensibilità. Naturalmente, terremo in considerazione anche le proprietà negative dei capelli, o quali sono le cause responsabili della fragilità del capello, delle doppie punte o dell'aspetto trascurato.

CAPITOLO 2
LA STRUTTURA DEI CAPELLI

Cosa rivela la struttura dei capelli sui nostri capelli

I capelli sono un segreto per se. Sia le donne che gli uomini si chiedono sempre di più quale sia la loro struttura dei capelli per poter scegliere i prodotti più adatti per la cura. Prima di identificare la propria struttura, però, sarebbe necessario capire per quale motivo essa sia così importante. Fornisce informazioni su quale sia lo spessore dei capelli e dà una risposta alla domanda „che tipo di cura necessitano i miei capelli?". Prima di valutare più dettagliatamente il segreto della cura dei capelli, però, dovremmo inizialmente capire con chiarezza quale sia la vostra struttura. Questa deve essere determinata allo stesso modo sia negli uomini che nelle donne. Non avete bisogno di molte conoscenze specialistiche per riconoscerla.

In che modo si differiscono le singole strutture dei capelli l'una dall'altra?

È molto semplice riconoscere la struttura dei capelli, poiché ne esistono principalmente tre. Si differenziano fra fini, normali e grossi. Queste tre strutture di capelli vengono accompagnate da diverse caratteristiche. Per esempio i capelli fini sono molto vulnerabili ai danni. I capelli normali, dall'altra, parte sono molto più resistenti ed è più facile prendersene cura nella vita di tutti i giorni. È molto diverso per i capelli grossi, Perché sono più difficili da curare. Chi possiede questo tipo di capelli sa esattamente quello di cui stiamo parlando.

Suggerimento: Se i vostri capelli appaiono fini o normali, questo non dice niente sulla struttura dei singoli capelli. Quindi anche i capelli fini possono apparire voluminosi.

Le differenze nella struttura dei capelli si possono identificare nella dimensione o, piuttosto, nel diametro dei singoli capelli. I capelli con una struttura molto fine possiedono un diametro compreso tra i 0,04 e i 0,05 mm. La struttura normale ha un diametro che si estende dai 0,06 ai 0,07 mm. Per quello che riguarda i capelli grossi il diametro può raggiungere i 0,08 mm. Ovviamente non dovete misurare ogni singolo capello con una riga per capire se possedete una struttura fine o grossa.

Le caratteristiche delle singole strutture dei capelli

Per scoprire quale tipo di struttura di capelli possedete, non dovete naturalmente mettervi davanti allo specchio e misurare ogni singolo capello. Esistono semplici fattori che possono rilevare il tipo di struttura senza bisogno di misurazioni. Iniziamo con le caratteristiche dei capelli con una struttura fine. I capelli fini sono molto vicini al cuoio capelluto e per questo motivo appaiono facilmente grassi. Soprattutto le persone bionde sono molto inclini a questa struttura. È difficile dare volume ai capelli fini e necessitano una cura molto specifica. Particolare attenzione dovrebbe essere data agli shampoo per la cura.

Arriviamo ai capelli normali. La struttura dei capelli normali può essere ben integrata tra quella dei capelli sottili e dei capelli grossi. Le caratteristiche di questa struttura vengono considerate in questo segmento. I capelli normali possono perdere velocemente volume e tendono ad apparire secchi. Questo crea rapidamente capelli fragili, che di conseguenza portano ad una brutta immagine. Grazie ad una cura speciale è possibile aiutare particolarmente bene questi capelli.

L'ultima struttura è quella dei capelli grossi. Anche questa tende a seccare velocemente e ad apparire caotica. Soprattutto quando si tratta di domare i capelli, le persone con i capelli grossi riconoscono il problema. È difficile sistemarli, dargli la piega corretta e inoltre non rimangono mai al loro posto. Inoltre, i capelli risultano più diritti a causa del loro stesso peso, e questo può essere un problema dopo aver raggiunto una certa lunghezza. In questo caso è ideale utilizzare prodotti per la cura idratanti.

Vi siete già riconosciuti in uno di questi tipi? Se questo è il caso, allora adesso sapete a quale categoria appartenete e siete a conoscenza dei rischi.

La struttura dei capelli cambia

La struttura dei capelli non rimane invariata per tutto l'arco della nostra vita. Essa può cambiare con il passare degli anni. Ciò significa che chi da bambino possiede capelli grossi non li deve necessariamente avere anche da adulto. La struttura dei capelli varia a causa di diversi fattori. Sia i fattori esterni che quelli interni possono contribuire a cambiare la struttura dei capelli con l'età.

Tra i fattori esterni, che possono cambiare la struttura dei nostri capelli in ogni momento, appartengono fra gli altri i prodotti di cura, l'umidità e l'intensità del lavaggio come pure gli ingredienti chimici. Secondo gli esperti fra i prodotti chimici troviamo le tinte, i coloranti e anche l'acqua clorata delle piscine. In aggiunta agli ingredienti chimici troviamo la forte pressione esercitata mentre i capelli sono legati. Così come pure acconciarli continuamente. Anche indossare un casco protettivo può portare ad un cambiamento della struttura. Inoltre le influenze termiche sono un aspetto che deve essere preso in considerazione quando si tratta questo tema. Ad esempio, l'asciugatura a caldo o la permanente possono influenzare rapidamente la struttura del capello nel tempo.

È altrettanto importante valutare i fattori interni in aggiunta a quelli citati in precedenza. Tra i fattori interni troviamo una quantità sufficiente di sonno, un consumo adeguato di liquidi ed un'alimentazione equilibrata e ricca di vitamine. Quest'ultimo punto viene approfondito più specificamente in questo libro.

Ma non è tutto. Esistono molti altri fattori interni che possono cambiare la struttura dei capelli. È importante notare l'equilibrio ormonale come pure diverse malattie. Chi, per esempio, soffre di ipotiroidismo, può facilmente riscontrare quanto la struttura dei capelli cambi velocemente.

Com'è possibile riconoscere i cambiamenti nella struttura dei capelli

L'inizio del cambiamento è particolarmente difficile da riconoscere. Siamo abituati a spazzolare, acconciare e lavare i nostri capelli quotidianamente. Può dunque succedere che non ci rendiamo conto che la struttura dei capelli stia cambiando. I primi segnali di un cambiamento sono la caduta dei capelli e una maggiore necessità di cure. Se doveste aver capito che i vostri capelli stanno iniziando a cadere, oppure che non si possono più acconciare come prima, allora potrebbe essere che la vostra struttura sta cambiando. Soprattutto i capelli grossi tendono molto spesso a cambiare la loro struttura con l'età. Diventano più fini e vulnerabili. Al più tardi in questo stadio dovrebbero essere presi provvedimenti. Solo allora sarà garantito che la struttura del capello si possa rigenerare.

CAPITOLO 3
CONOSCETE I PROBLEMI PIÙ COMUNI

Ognuno ha problemi con i capelli almeno una volta. Potrebbero iniziare a cadere, potrebbe verificarsi una calvizie oppure potrebbero risultare facilmente unti. Però, prima di analizzare come curare i vostri capelli con un'alimentazione corretta, desideriamo chiarire quali sono le cause principali dei problemi ai capelli e quali sono generalmente i problemi più comuni. Naturalmente, desideriamo associare i problemi con una soluzione adatta. Di seguito evidenziamo quindi i diversi problemi che potete avere con i vostri capelli e vi presentiamo un possibile piano volto alla soluzione di questi.

Capelli spenti

La maggior parte delle donne conosce i capelli spenti. Soprattutto i capelli lunghi vengono spesso colpiti da questo problema. I capelli spenti sono il risultato di una mancanza di cura. Però, non solo ciò può portare ad avere capelli spenti. Anche una mancanza di zinco, di seleno, un disturbo alla tiroide oppure virus e batteri sono responsabili della mancanza di lucentezza. In questo caso è consigliato un cambiamento di shampoo e dei prodotti di cura. Inoltre dovrebbero venir corrette eventuali carenze. Questo è ottenibile attraverso un'alimentazione sana ed equilibrata.

Doppie punte

Tutti conoscono fin troppo bene le doppie punte. Non sono solo brutte da vedere, ma sono anche difficili da curare. La causa delle doppie punte si trova nel calore dell'asciugacapelli e una permanente troppo aggressiva. Anche una carenza di microelementi e di vitamine può portare alla rottura delle punte dei capelli, che può lasciare una brutta impressione sugli altri. Per risolvere questo problema è spesso consigliato rimuovere le doppie punte ed apportare un cambiamento alle proprie abitudini. Non utilizzate asciugacapelli troppo caldi e soprattutto evitate la permanente. È necessario seguire un'alimentazione sana ed equilibrata anche in questo caso.

Capelli grassi

Ance questo problema è diffuso fra i giovani e i più vecchi. I capelli grassi e unti possono venire causati da diversi motivi. La colpa può essere un lavaggio con acqua troppo calda oppure uno shampoo troppo aggressivo. Il cuoio capelluto viene stimolato a produrre più grasso per proteggere i capelli ed evitare che diventino troppo secchi. È stato dimostrato che uno squilibrio ormonale viene messo in relazione a questi problemi. Soprattutto per le donne, l'equilibrio ormonale può direttamente influenzare la salute dei capelli. Se si verifica un'eccedenza di ormoni maschili, può verificarsi un aumento della produzione di grasso nel cuoio capelluto, una brutta pelle e ovviamente anche la caduta dei capelli. In questo caso i prodotti dovrebbero venire riconsiderati ed è consigliata una visita dal medico.

Caduta dei capelli

La caduta dei capelli improvvisa o una crescita diminuita può venire attribuita a diversi fattori. Nella pratica è stato dimostrato che la caduta dei capelli è normale. Tuttavia, non dovrebbe venire sottovalutata. Una perdita di 100 capelli al giorno viene considerata come comune. Se la quantità è maggiore, è necessario approfondire le cause. Il corpo tende a perdere capelli quando è sottoposto a troppo stress, una conversione ormonale e vengono consumati medicamenti sbagliati. Anche una pressione sanguigna troppo alta e altre malattie simili possono portare ad una evidente caduta dei capelli. In questo caso l'unica cosa che può aiutare è scoprire la causa ed eliminarla, oppure sottoporsi ad un trattamento estetico.

Capelli elettrizzati

Forse è simpatico quando i capelli rimangono attaccati a un palloncino, però si tratta di un problema serio. I capelli elettrizzati portano spesso a perdere la calma. Come è possibile però che i capelli si carichino di elettricità? Ciò è dovuto principalmente alla carica elettrostatica che i nostri capelli possiedono. In questo caso, attraverso una cura corretta, è possibile evitare che i capelli diventino elettrici.

Capelli bianchi

Sia gli uomini che le donne vanno completamente nel panico quando vedono il primo capello bianco allo specchio. È interessante notare che la comparsa dei primi capelli bianchi avviene sempre più presto per entrambi. Le cause rimangono tutt'ora non identificate. Si suppone che avvenga a causa della diminuzione di produzione dei cosiddetti melanociti. In questo caso sia le donne che gli uomono non dovrebbero correre dal parrucchiere per applicare tinte e coloranti dannose per i capelli, ma piuttosto acquistare shampoo speciali. Questi possono spesso prevenire la comparsa dei capelli bianchi.

Forfora

La forfora è particolarmente fastidiosa e spesso viene accompagnata da un sentimento di disagio. È facile capire quando il cuoio capelluto inizia a produrre forfora, poiché questa va a depositarsi sui nostri abiti formando piccoli puntini bianchi. La causa della forfora è un problema al cuoio capelluto che può venire curato velocemente. Esistono diversi shampoo che diminuiscono la formazione di forfora e forniscono al cuoio capelluto le vitamine necessarie per prevenirla.

Abbiamo esposto qui alcuni dei problemi ai capelli più conosciuti a cui potreste andare incontro. È importante riconoscere questi problemi e correggerli in tempo. Solo così potete mantenere i vostri capelli belli e voluminosi. Il rimedio può consistere di diversi aspetti. Da una parte potete utilizzare i normali prodotti di cura che acquistate in negozio, prestando attenzione che questi si adattino al vostro tipo di pelle e capelli. Potete anche però ricorrere ad alternative salutari. In generale dovreste ricordarvi che i prodotti che acquistate in negozio hanno solitamente una composizione chimica. A lungo andare questi elementi non sono sicuramente adatti per il cuoio capelluto e i capelli. Perciò dovreste ricorrere a metodi naturali. Attraverso un'alimentazione sana ed equilibrata è possibile migliorare e prendersi cura dei capelli velocemente. Con gli alimenti giusti potrete finalmente avere i capelli voluminosi che avete sempre desiderato.

CAPITOLO 4
SHAMPOO PER I CAPELLI: SENSATO
OPPURE NO?

Posso utilizzare lo shampoo?

Esistono moltissimi prodotti per la cura dei capelli. Per ogni tipo di capelli esistono lo shampoo, il balsamo e la cura adatti. Guardando nei bagni delle case italiane, è possibile trovare uno di questi prodotti. Purtroppo molte persone non si lavano i capelli Perché sono sporchi, ma piuttosto Perché sperano di renderli più sani e belli.

La tendenza del momento è cura, cura, cura. Perlomeno questo è quello che hanno scoperto i

numerosi scienziati che hanno affrontato l'argomento.
È stato anche riscontrato che i capelli non possono
essere né sani né malati. Possono semplicemente
essere rovinati. Come già menzionato, i problemi ai
capelli possono venire influenzati da malattie,
cambiamenti ormonali, carenze oppure medicamenti.
I nostri capelli sono quindi lo specchio del nostro
stato di salute. Dovremmo quindi prestargli la giusta
attenzione ed averne cura.

Quello che molti consumatori non sanno è che
appena il capello esce dal cuoio capelluto, appartiene
già al materiale morto del nostro corpo. Per questo
motivo i capelli non necessitano nè di alimentazione
nè di vitamine per sussistere. Perciò la struttura dei
capelli dovrebbe essere rinforzata dall'interno. Questo
è però possibile se si prendono in considerazione le
misure di cura adeguate. I nostri capelli vengono
continuamente strapazzati, spazzolati, asciugati e
sottoposti ai raggi UV esterni. A questi si aggiunge la
permanente, la tinta e la famosa piastra. I capelli si

rompono facilmente. In questo caso nessuno shampoo e nessuna cura possono essere d'aiuto.

Questi prodotti apportano sicuramente le vitamine necessarie ai nostri capelli, ma una cura intensiva può avvenire solamente dall'interno. Perciò vi consigliamo di non limitare le misure di cura solamente al lavaggio dei capelli, ma di iniziare alla fonte. Attraverso alimenti sani ed un'alimentazione equilibrata ognuno di noi ha la possibilità di rinforzare i capelli dall'interno per farli apparire più belli.

Naturalmente, a questo punto non vogliamo sconsigliarvi l'acquisto del vostro prodotto per la cura preferito. Vorremmo però rendervi partecipi del fatto che l'utilizzo quotidiano dello shampoo non è una soluzione sufficiente, perché questo rappresenta solo una protezione. L'origine del problema ai capelli risiede nella maggior parte dei casi nel cuoio capelluto. Questo non può venire curato con l'utilizzo di un semplice shampoo, ma solamente con gli alimenti corretti.

CAPITOLO 5
QUESTI 10 CIBI RENDONO I VOSTRI CAPELLI PIÙ SANI

Ognuno di noi spera di avere capelli più belli e sani. Però i fattori ambientali, i numerosi prodotti per lo styling come pure la temperatura danneggiano la struttura dei capelli. Per rinforzarla non dovremmo solamente utilizzare i prodotti adatti, ma anche provvedere ad un'alimentazione corretta.

La domanda è, però: „qual è l'alimentazione corretta?"

In generale ognuno può rispondere a questa domanda a modo suo. Le nostre numerose forme di alimentazione, fra le quali troviamo vegan, vegetariano e carnivoro, sono considerate tutte sane. Fondamentalmente, un'alimentazione equilibrata è sana. A questa appartengono tutti i microelementi come pure le vitamine e naturalmente anche le proteine. Ognuno ha la possibilità di avere un'alimentazione sana ed equilibrata consumando questi ingredienti. Per rinforzare i nostri capelli correttamente e, di conseguenza, assorbire le giuste vitamine e sostanze nutritive, questi 10 alimenti dovrebbero essere la base del vostro piano d'alimentazione.

Suggerimento: gli alimenti che vengono utilizzati per il miglioramento della pelle e i capelli vengono chiamati anche alimenti Beauty.

Noci

Moltissimi credono che le noci facciano ingrassare e vengono evitate soprattutto durante le diete. Però hanno una particolarità. Non aumentano solamente le prestazioni e le capacità, ma sono anche perfetti alimenti Beauty. Garantiscono capelli più forti e luminosi. Soprattutto le noci e le mandorle stimolano la crescita dei capelli grazie alla vitamina E contenuta al loro interno. In aggiunta diminuiscono le doppie punte e sono quindi adatte a numerosi utilizzi.

Le noci hanno un alto contenuto di biotina, conosciuta anche come vitamina H o vitamina B7. Viene utilizzata nella crescita dei capelli e ne combatte la caduta. Devono venire utilizzate soprattutto con capelli spenti, fragili e se si presenta una perdita. I sintomi come i capelli spenti e fragili sono spesso i primi segnali di una carenza di biotina.

Albicocche

Le albicocche hanno il vantaggio di aiutare contro le doppie punte e la rottura dei capelli. Non sono solo incredibilmente buone, ma sono anche sane! La vitamina B5 al loro interno permette una crescita sana, forte e piena dei capelli. Mangiando molte albicocche il corpo riceve dunque le vitamine necessarie, e i capelli vengono protetti contro le doppie punte e la rottura. Anche la vostra pelle può approfittare delle sostanze contenute all loro interno. Soprattutto se la vostra pelle è secca, è consigliato consumare particolarmente le albicocche. Non dovete mangiarle per forza fresche, ma potete assaporarle anche tranquillamente disidratate.

Ma attenzione: mangiare troppe albicocche può portare a dolori alla pancia. Cercate di trattenervi.

Fiocchi d'avena

Se desiderate avere capelli più lucenti, dovreste consumare una porzione in più di fiocchi d'avena durante la vostra prossima colazione. I fiocchi d'avena contengono la biotina, responsabile della brillantezza dei capelli. Contengono inoltre zinco, ingrediente che è necessario utilizzare ampiamente nel caso di perdita di capelli. Naturalmente non dovete mangiare ogni giorno una porzione di fiocchi d'avena. È sufficiente consumarne una porzione in più alla settimana.

Salmone

Molti di noi sanno già sicuramente che il salmone è
molto sano. Grazie all'alto contenuto di acidi grassi
omega 3 il salmone può essere però anche utile per il
cuoio capelluto. Questo Perché trae vantaggio
soprattutto dalla formazione di umidità. Ma non solo
il salmone in sè, anche il grasso di pesce, che contiene
molte proteine, è particolarmente adatto per i nostri
capelli. Li rinforza e ne consolida le radici. Chi
desidera che i capelli si rompano di meno dovrebbe
avere più spesso il salmone sul tavolo da pranzo. Per i
capelli non è importante in che modo lo consumate.

Tofu

Se evitate di mangiare carne dovreste essere
particolarmente felici che il tofu si trovi su questa lista
di alimenti. Il tofu non è solamente rispettoso degli
animali, ma anche estremamente sano per i nosti
capelli. La ragione è l'amminoacido lisina. Questa è
particolarmente abbondante nel tofu e promuove la
crescita dei capelli. In più l'amminoacido lisina

rinforza le nostre radici dei capelli. Se desiderate quindi rinunciare alla carne e consumare una dieta vegan o vegetariana, allora il tofu è l'alimento adatto a voi per stimolare la crescita dei capelli.

Carne

Adesso anche gli amanti della carne vengono presi in considerazione. Perché chi mangia carne tutti i giorni non possiede solamente un'alimentazione equilibrata, ma anche capelli più belli. La carne contiene un alto contenuto di proteine e previene dunque la caduta dei capelli. Non solo la caduta viene combattuta, ma anche la struttura viene migliorata. Nella carne è contenuta una porzione extra di zinco che ha effetti positivi sulla crescita dei capelli. Non importa quale tipo di carne mangiate. Possono essere salsicce, speck, carne di maiale o di vitello. Anche il metodo di preparazione è indifferente. L'importante è che venga consumata regolarmente per favorire la crescita dei capelli.

Lenticchie

In aggiunta alle noci anche le lenticchie sono un'arma
miracolosa quando si tratta di capelli più brillanti.
Oltre allo zinco, le lenticchie contengono numerose
vitamine e fibre alimentari come il magnesio e le
proteine, che stimolano il metabolismo e fanno
risplendere i capelli. È molto facile cucinare le
lenticchie. Possono venire preparate come ingrediente
per insalate oppure per stufati.

Uova

Per gli amanti del fitness le uova sono un'importante
fonte di proteine. Vengono utilizzate nelle ricette
mirate alla crescita muscolare. Ma le uova non sono
essenziali solo per i muscoli, esse costituiscono
un'eccellente alternativa come prodotto Beauty.
Quindi anche i nostri capelli ne approfittano. Nelle
uova è contenuta la biotina, citata in precedenza, che
stimola una crescita sana e permette ai capelli di
splendere. Rinforza la crescita e le uova ne
contengono una grande quantità. Le uova possono

venire preparate in molti modi diversi. Non dovete mangiarle sempre nello stesso modo. Come omelette, all'occhio di bue o semplicemente sode sono un'aggiunta perfetta alla nostra alimentazione quotidiana.

Patate dolci

Le patate sono un alimento particolarmente apprezzato. Vengono consumate in quantità enormi ogni giorno e ogni anno. La variante dolce delle patate sono le patate dolci. Queste contengono un'altissima concentrazione di beta-carotene. In aggiunta contengono un antiossidante chiamato provitamina, che è un ottimo aiutante per i capelli. Questo rimedio miracoloso aiuta particolarmente contro la forfora. Inoltre il beta-carotene limita la formazione di capelli secchi e fibrosi. Naturalmente le patate dolci non devono venir consumate crude. In cucina si possono trovare numerose varianti di cottura. Come patate al forno, zuppa o semplicemente come patatine fritte possono essere preparate per i gusti di ognuno.

Broccoli

I broccoli sono una verdura che non molti mangiano regolarmente. Sono tuttavia un ottimo ingrediente da aggiungere ad una zuppa oppure in uno stufato di verdure. Mangiare i broccoli non fa bene solamente alla salute, ma anche ai capelli. Con una porzione al giorno di broccoli, i capelli ricevono una vera e propria cura di bellezza. Così potete tranquillamente evitare di acquistare prodotti di cura al supermercato. Oltre al ferro e alla vitamina C questa verdura contiene soprattutto l'acido folico. Questo è responsabile della rigenerazione dei tessuti e stimola la crescita dei nostri capelli.

Con questi 10 alimenti potrete rinforzare i vostri capelli e prendervene cura correttamente. È sufficiente consumarli regolarmente e non farli mancare dal menù. Ovviamente non dovete mangiare ogni singolo cibo, poiché molti di questi hanno diverse funzioni. Le noci, per esempio, fanno risplendere i capelli e allo stesso tempo ne rinforzano le radici. Lo stesso ragionamento vale per i broccoli.

Se quindi non apprezzate particolarmente i broccoli, allora prendete piuttosto le noci.

Quanto spesso bisognerebbe mangiare questi cibi?

Esistono tantissimi alimenti che possono migliorare la crescita e la bellezza dei capelli. In questo capitolo abbiamo citato solamente i 10 più comuni. Coloro che già possiedono un'alimentazione sana ed equilibrata consumano questi alimenti con regolarità. Per molti consumatori la carne e il pesce fanno parte dell'alimentazione quotidiana. Anche se le noci o i broccoli non sono di vostro gradimento, le sostanze contenute al loro interno vengono assorbite tramite altri alimenti. Adesso dunque la domanda: „quanto spesso bisognerebbe mangiare questi cibi?". In generale si consiglia di consumare questi alimenti regolarmente. La parola „regolarmente" in questo caso però non viene definita. La maggior parte delle sostanze vengono espulse dal corpo quando non ne ha bisogno. Quindi è impossibile consumarne troppe. Consigliamo di mangiare i broccoli soprattutto quando sono di stagione. È importante consumare regolarmente anche la carne e il pesce. Per coprire la necessità energetica e il fabbisogno di sostanze dovrebbe bastare mangiare il pesce una volta alla settimana e la carne due.

Esistono modi di preparazione particolarmente efficienti

Soprattutto per le verdure è importante prestare attenzione alla perdita di nutrienti dovuta alla cottura eccessiva. Per questo motivo spesso è consigliato cuocerle a vapore. Dall'altra parte la carne e il pesce possono venir preparati in diversi modi. Ad ognuno il proprio gusto. Se non vi piace il pesce crudo, potete cucinarlo o arrostirlo. Lo stesso vale per la carne. Se non vi piace la carne a metà cottura, allora potete tranquillamente lasciarla cuocere i più. Naturalmente non desideriamo imporvi come consumare i vostri cibi preferiti. Vi rendiamo piuttosto attenti che le verdure contengono molte vitamine e sostanze che possono venire perse durante la cottura.

Cristina Sarto

CAPITOLO 6
I MIGLIORI CONSIGLI NATURALI PER CAPELLI PIÙ BELLI

Come già menzionato in precedenza esistono diverse possibilità per rinforzare i capelli e prendersene cura. Abbiamo già esposto alcuni alimenti che permettono ai capelli di diventare più forti e belli. Arriviamo quindi ai consigli finali più importanti, e cioè come potete prendervi cura naturalmente dei vostri capelli.

Silicio

Il silicio è una sostanza importante che stimola e rinforza i nostri capelli, le unghie e le giunture. Migliora soprattutto la qualità dei capelli. Il silicio è un rimedio miracoloso per curare i capelli fragili. La domanda è: „dove si trova il silicio?". Questa sostanza si trova soprattutto nel miglio, l'avena e l'orzo. Questi alimenti sono una potenziale fonte di silicio. Le piante medicinali ricche di silicio sono un'ottima possibilità per donare ai capelli la migliore qualità. In questo caso il bambù ricopre un ruolo importante. Circa il 70% delle sostanze contenute al suo interno è composto da silicio.

Sabal

Il sabal è una pianta esotica, e i suoi frutti vengono utilizzati soprattutto come medicinali. Da noi questa pianta si può trovare solamente presso mercati speciali oppure nelle farmacie naturali. Anche in alcune farmacie e nelle drogherie è possibile acquistarla. Il sabal impedisce la caduta dei capelli. I frutti del sabal inibiscono la formazione di testosterone. Il testosterone ne causa la caduta e li rende più fini.

Vitamina C

Nel caso di un raffreddore è importante consumare
molta vitamina C. Però anche nella vita di tutti i giorni
la vitamina C è una sostanza estremamente salutare.
Anche per la salute dei capelli. La Vitamina C di per
se è idrosolubile e viene definita come vitamina
universale. Porta ad uno stato di salute generale e a
capelli più belli. La vitamina C supporta, per esempio,
la formazione di ferro e globuli rossi rinforzando la
radice dei capelli. Dov'è possibile trovarla facilmente?
In questo caso i broccoli vengono ancora a nostro
favore. Questi contengono un'altissima
concentrazione di vitamina C. A coloro che non piace
questa verdura consigliamo di consumare piuttosto gli
agrumi e i peperoni.

Ferro

Il ferro è essenziale per molti processi del nostro
corpo. Anche per la crescita dei capelli. Questo
microelemento favorisce il trasporto di ossigeno nel
sangue e aumenta l'apporto energetico. Anche i nostri

capelli ne traggono vantaggio. Se desiderate consumare una buona quantità di ferro, dovreste mangiare soprattutto verdure a foglia come, per esempio, spinaci, cavolo verde o bietola. Anche la frutta secca come le albicocche o i datteri ne contengono una grande quantità.

Impegnatevi a consumare una quantità sufficiente di questi microelementi. Non migliorano solamente la salute dei capelli, ma anche quella del corpo in generale sotto molti aspetti. Soprattutto per quello che riguarda la vitamina C e B non dovrebbe mai verificarsi una carenza.

CAPITOLO 7
CONSIGLI FINALI SULLA CURA DEI CAPELLI

Altri modi per prendersi cura dei capelli

Tutti noi commettiamo errori quando si tratta di cura dei capelli. Non stiamo parlando solo dell'alimentazione, ma anche del lavaggio regolare. Molti di noi non si lavano i capelli correttamente, causando la rottura delle punte e la formazione delle doppie punte. Inoltre, spesso i prodotti sbagliati finiscono nel nostro carrello della spesa. Gli shampoo composti da prodotti chimici causano velocemente la perdita di lucentezza. In questo manuale vi abbiamo esposto numerose possibilità per evitare di usare questi prodotti. Naturalmente non dovreste rinunciare a lavarvi i capelli. Dovreste tuttavia considerare le possibilità curative delle sostanze naturali contenute nei vostri alimenti.

In conclusione vi rendiamo attenti ad altri consigli per la cura dei vostri capelli che possono giovare anche a lungo termine. Se desiderate avere capelli lunghi e sani, oppure non dovervi preoccupare in continuazione di donargli nuova energia, allora prestate attenzione ad utilizzare la tecnica corretta durante il lavaggio. È facile commettere errori durante questo processo. Un lavaggio delicato dovrebbe venire svolto solo sull'attaccatura dei capelli e dovrebbe astenersi da sfregare troppo intensamente. Sfregandoli troppo forte, verrebbero maggiormente strapazzati formando le doppie punte. Inoltre, non è possibile limitare la formazione di forfora lavando i capelli con maggiore intensità.

È anche molto importante, quando si parla di lavare i capelli e la successiva acconciatura, evitare fonti di calore troppo alte. L'acqua non dovrebbe essere regolata troppo calda, per evitare che i capelli e la pelle si secchino. Una temperatura ambiente è molto più adatta al lavaggio dei capelli. Lo stesso vale per l'asciugatura. Anche qui è facile commettere errori. In aggiunta non bisognerebbe dimenticare di visitare regolarmente il parrucchiere. È importante tagliare periodicamente le punte per evitare che si spezzino. In questo contesto, vorremmo attirare la vostra attenzione sulle acconciature adatte alla notte. Chi ha i capelli lunghi dovrebbe fare una treccia, per evitare che lo strofinamento sul cuscino rovini i capelli ancora di più.

Per mantenere i capelli sani e lucenti non è consigliabile lavarli troppo frequentemente. Lavandoli tutti i giorni possono perdere il loro strato protettivo naturale. Perciò consigliamo di provare a non lavarvi i capelli per un lungo periodo. Così facendo noterete che i vostri capelli tenderanno ad apparire meno grassi, poiché hanno sviluppato questo strato protettivo naturale. In nessun caso questo strato dovrebbe venir danneggiato.

Cristina Sarto

CAPITOLO 8
CONSIDERAZIONI FINALI: IL SEGRETO PER CAPELLI PIÙ BELLI

In questo libro abbiamo affrontato dettagliatamente quali sono le possibilità che avete per prendervi cura dei vostri capelli. Nel far ciò, abbiamo osservato in modo specifico gli alimenti responsabili della crescita e della bellezza dei capelli. Consumando questi 10 alimenti con regolarità, i vostri capelli ne trarranno un enorme vantaggio. Non solo gli alimenti sono importanti per la salute dei capelli, ma anche il proprio comportamento. Ricordatevi di non lavarvi troppo spesso i capelli, utilizzare la tecnica corretta e soprattutto evitare le temperature troppo elevate.

Se seguite regolarmente questi consigli, potrete presto lasciare lo shampoo nutriente sullo scaffale del supermercato. Perché questi shampoo non sono composti da ingredienti naturali, ma soprattutto chimici, e possono inoltre danneggiare i capelli. Con questo manuale speriamo di avervi aperto gli occhi e di avervi mostrato quali alimenti sono importanti all'interno del vostro menù. Naturalmente non dovete mangiare ogni giorno noci, broccoli o pesce. Un'alimentazione sana ed equilibrata è sufficiente per rinforzare naturalmente i capelli e mantenerli belli. Vi auguriamo buon divertimento con lo styling e la cura.

Spero vi sia piaciuto il mio libricino. Se poteste lasciare una recensione su Amazon ne sarei davvero contenta!

Prima di salutarvi, desidero proporvi un breve estratto di un altro libro che ho scritto. Spero vi piaccia.

ESTRATTO

OLIO DI COCCO:
IL RIMEDIO NATURALE MIRACOLOSO

DI CRISTINA SARTO

Prefazione

La natura dona alle persone tutto quello che hanno
bisogno per vivere. Questo è un fatto già riconosciuto
e sfruttato dai cavernicoli. Al giorno d'oggi molte
persone hanno perso le credenze nelle armi
miracolose della natura, acquistando creme costose,
medicamenti ed altro che gli danno più sicurezza dei
rimedi naturali.

Questa tendenza sta però cambiando velocemente. Se
molte persone si entusiasmano per l'olio d'oliva,

molte di più stanno imparando a riconoscere l'efficacia dell'olio di cocco. Nei caraibi l'olio di cocco viene utilizzato soprattutto in cucina. Esso può portare molti più vantaggi di quello che credono in molti. Vi mostreremo cosa può fare, quali effetti ha sulla salute, sulla bellezza come pure quali sono i suoi vantaggi in cucina.

Curiosità sull'olio di cocco

La coltivazione delle palme da cocco viene effettuata già da 4000 anni. Tuttavia i prodotti a base di cocco ottennero un'importanza economica a partire dal 19 secolo, quando si iniziò a coltivare grandi piantagioni nell'attuale Sri Lanka soprattutto da parte degli olandesi. Oggi la coltivazione di palme da cocco non è presente solamente in Sri Lanka, ma si è estesa nelle zone tropicali di tutto il mondo, sulle coste e sulle sponde dei fiumi. Le piantagioni di palma da cocco si trovano soprattutto in India, Indonesia e le Filippine. Una parte delle noci di cocco viene messa in commercio nei mercati locali ed utilizzata dagli abitanti locali. Una parte sempre maggiore viene invece esportata come noci di cocco oppure come polpa essiccata. Da questa polpa essiccata, chiamata anche copra, viene successivamente estratto l'olio di cocco.

Composizione

L'olio di cocco è molto salutare a causa della sua composizione, in quanto contiene un'alta quantità di acidi grassi saturi. Esso ha un colore giallastro, profuma leggermente di noce di cocco e possiede una consistenza leggermente cerosa. L'olio può venire conservato per lunghi periodi, ma dopo un po' di tempo inizia ad avere un odore rancido.

I componenti principali dell'olio di cocco sono i trigliceridi, questi comprendono oltre agli acidi grassi saturi una parte di acidi oleici insaturi. In più contiene anche lattoni e aminoacidi. Oltre a questi componenti contiene sali minerali importanti come calcio, potassio, magnesio e fosforo. Sono inclusi anche oligoelementi importanti per il corpo come il rame, lo zinco, la manganese e il ferro oltre che alla vitamina B e la vitamina E (quest'ultima presente solo nell'olio non raffinato).

Produzione dell'olio di cocco

La base dell'olio di cocco è la cosiddetta copra, termine utilizzato per definire la polpa essiccata del frutto. Copra è un termine che deriva dalla lingua malayalam, nella quale la parola "koppara" può venire tradotta approssimativamente come "noce di cocco essiccata".

Per estrarre l'olio di cocco sono necessari diversi passi durante il processo di produzione. In primo luogo viene rimossa la buccia dalle noci di cocco e sono poi divise a metà. Vengono successivamente messe in forno o in una stanza riscaldata per circa 24 ore. Il calore rimuove l'umidità dalla polpa. Dopo questa fase avviene quella in cui si rimuove la polpa dal resto del frutto, che chiameremo d'ora in avanti copra. La copra viene infine messa in un frantoio e pressata per estrarre l'olio.

L'olio di cocco è un prodotto che proviene completamente dalla noce di cocco. Il guscio viene elaborato e venduto come souvenir, recipiente o altri oggetti di uso comune. La copra non viene utilizzata solamente per la produzione di olio di cocco, ma anche per ottenere la noce di cocco grattugiata.

Rimedio miracoloso della natura

Come abbiamo precedentemente sottolineato, Madre Natura dona alle persone tutto quello di cui hanno bisogno per sopravvivere. A causa del consumismo presente al giorno d'oggi finiamo per dimenticarci spesso dei rimedi miracolosi naturali. Il corpo umano reagisce come un domino: quando viene colpito da una malattia, questa si diffonderà sugli altri organi. Naturalmente dipende da quale tipo di malattia si tratta e attraverso quali circostanze, batteri o virus essa è entrata nell'organismo. Perciò è importante per noi persone avere un'alimentazione sana e consumare principalmente i cibi che ci vengono messi a disposizione da Madre Natura.

Negli ultimi tempi vengono proposti sempre più prodotti naturali per la salute, la cura del corpo e il benessere. Uno dei prodotti più importanti è l'olio di cocco, che non può mancare in farmacia, in cucina e nell'armadietto del bagno.

Anche se viene criticato per la sua alta concentrazione di acidi grassi saturi, le caratteristiche che lo rendono così rilevante sono altre. Si tratta di uno degli oli più naturali fra quelli presenti sul mercato. Il grasso di cocco è composto al 99% da acidi grassi saturi, ma sono i sali minerali, le vitamine, gli oligoelementi e gli amminoacidi che lo rendono un rimedio miracoloso della natura. Ovviamente gli acidi grassi saturi sono conosciuti per avere conseguenze negative sul livello di colesterolo. Tuttavia nel grasso di cocco gli acidi grassi saturi sono composti principalmente da trigliceridi a catena media. Questi vengono elaborati dal corpo umano in modo diverso rispetto a i grassi normali. Vengono assorbiti dal fegato e convertiti direttamente in chetoni. I trigliceridi a catena media non vengono immagazzinati nelle riserve di grasso come accadrebbe normalmente. Al contrario vengono

utilizzati subito dall'organismo sotto forma di energia.
Così facendo vengono attivati il metabolismo
energetico e la ghiandola tiroidea.

L'acido caprico e laurico contenuto nella noce di
cocco viene fornito velocemente al cervello ed è fonte
di energia. Il sistema immunitario viene rinforzato, il
colesterolo diminuisce e il corpo aumenta la sua difesa
immunitaria.

…

Il libro è disponibile su Amazon.

NOTE LEGALI

Tutti i contenuti (testi, immagini, grafica, layout ecc.) presenti di questo volume appartengono ai rispettivi proprietari.

La grafica, foto, video ed i contenuti, ove non diversamente specificato, appartengono a DiGi Generation GbR.

Testi, foto, grafica, materiali inseriti nel volume non potranno essere pubblicati, riscritti, commercializzati, distribuiti da parte dei lettori e dei terzi in genere, in alcun modo e sotto qualsiasi forma salvo preventiva autorizzazione da parte di DiGi Generation GbR.

I contenuti offerti da questo volume sono redatti con la massima cura. DiGi Generation GbR tuttavia, declina ogni responsabilità, diretta e indiretta, nei confronti dei lettori e in generale di qualsiasi terzo, per eventuali imprecisioni, errori, omissioni, danni (diretti, indiretti, conseguenti, punibili e sanzionabili) derivanti dai suddetti contenuti.